AF386143

Inken Boeck

Wenn Sport zur Sucht wird

Aspekte des Suchtverhaltens am Beispiel von Ausdauerbelastung

Bachelor + Master
Publishing

Boeck, Inken: Wenn Sport zur Sucht wird. Aspekte des Suchtverhaltens am Beispiel von Ausdauerbelastung, Hamburg, Diplomica Verlag GmbH 2013
Originaltitel der Abschlussarbeit: Wenn Sport zur Sucht wird: Aspekte des Suchtverhaltens am Beispiel von Ausdauerbelastung

ISBN: 978-3-95549-062-1
Druck: Bachelor + Master Publishing, ein Imprint der Diplomica® Verlag GmbH, Hamburg, 2013
Zugl. Universität Hildesheim, Hildesheim, Deutschland, Bachelorarbeit, 2011

Bibliografische Information der Deutschen Nationalbibliothek:
Die Deutsche Nationalbibliothek verzeichnet diese Publikation in der Deutschen Nationalbibliografie; detaillierte bibliografische Daten sind im Internet über http://dnb.d-nb.de abrufbar.

Die digitale Ausgabe (eBook-Ausgabe) dieses Titels trägt die ISBN 978-3-95549-562-6 und kann über den Handel oder den Verlag bezogen werden.

Inhaltsverzeichnis

1 Einleitung

Immer höher, immer schneller, immer weiter. Dies scheint nicht nur das Motto der Olympischen Spiele zu sein, sondern auch des Breitensports im 21. Jahrhundert. Die Wurzeln dieser Entwicklung liegen in der Laufbewegung der 70er Jahre. Was zunächst in den USA begann und sich durch ein erhöhtes Vorkommen von Laufklubs und Fitnessstudios auszeichnete, schwappte wie eine Welle auch kurz danach über Europa. Sport als Kult wurde postuliert und hält bis heute an (vgl. Schack, 2000, S. 124; Alfermann & Stoll, 2010, S. 341; Knobloch, Allmer & Schack, 2000, S. 189).

Während zunächst der Marathonlauf als eine herausragende Leistung gefeiert wurde, werden heute weltweit zahlreiche Sportveranstaltungen angeboten, an denen die sogenannten „'Ultra'-Junkies" teilnehmen können. „'Ultra', das heißt: Dem Körper werden stundenlang im Grenzbereich Höchstleistungen abverlangt, mutwillig begeben sich die Sportler in Gefahr und treiben Dinge, über die Nicht-'Ultras' nur die Köpfe schütteln können" (Vetten, 2011, S. 61). So gibt es, um nur einen kleinen Ausschnitt der extremen Disziplinen zu nennen, den Spartathlon, bei dem es 246 Kilometer durch Griechenland zu laufen gilt oder das Schlaflos-in-Köln-Event, bei dem 48 Stunden durch den Stadtpark gelaufen wird. Wer hier die meisten Kilometer hinter sich lässt, gewinnt. Als bekannteste Extremsportveranstaltung gilt jedoch immer noch der Iron-Man, bei dem auch Prominente wie Joey Kelly 3,8 Kilometer schwimmen, 180 Kilometer Fahrrad fahren und 42,2 Kilometer laufen. Selbst diese extremen Distanzen scheinen heute nicht mehr zu genügen und werden zum Beispiel um das Zwanzigfache beim Double Deca Ultratriathlon getoppt (ebd., S. 60-61).

Doch was bewegt Sportlerinnen und Sportler solche unmenschlichen Distanzen zu überwinden? Schon während des Laufbooms der 70er Jahre begründeten dies Glasser (1976) und Morgan (1979) mit dem Phänomen der Laufsucht. Heute weiß man, dass nicht jeder Ultramarathonläufer eine suchtähnliche Beziehung zum Laufen aufgebaut hat, aber zumindest ein Prozent der Ausdauersportlerinnen und -sportler betroffen ist (vgl. Hungermann, 2010, S. 1).

Was verursacht nun eine Ausdauersucht? Um auf diese zentrale Frage näher einzugehen, wird die Thematik zunächst in ein globaleres Geflecht der Verhaltenssucht und dessen Unterkategorie - der Sportsucht - eingeordnet, sodass ein detailliertes Gesamtbild über die Lauf- bzw. Ausdauersucht möglich ist. Dabei bleiben aufgrund der spezifischen Themenstellung der Arbeit die weiteren Erscheinungsformen der Sportsucht, Extrem- bzw. Risikosportsucht und Muskelsucht, weitgehend unberücksichtigt. Zudem wird das pathologische Störungsbild „Ausdauersucht" von einem gesunden, wenn auch extremen, Ausdauersportverhalten abgegrenzt, um einen eindeutigen Grundriss des Forschungsgegenstandes zu erhalten. Daran schließt sich eine ausführliche Erörterung basierend auf der Eingangsfrage an, die diskutiert, welche bestimmten Umstände und Ursachen eine Ausdauersucht fördern können. Ferner werden Therapiemöglichkeiten aufgezeigt, die als Ansatzpunkte für die Bewältigung einer Lauf- bzw. Ausdauersucht dienen können. Abschließend erfolgt die Zusammenfassung und Bewertung der Ergebnisse in einem Fazit.

Anhand einer Literaturrecherche werden die unterschiedlichen wissenschaftlichen Forschungsergebnisse, Erhebungen, Definitionsversuche und Erklärungsmodelle gesammelt, analysiert, zusammengefasst und bewertet. Dabei wird nach dem Prinzip „vom Allgemeinen zum Speziellen" vorgegangen.

Da es sich bei der Ausdauersucht um einen relativ jungen Forschungsgegenstand handelt, ist die Literaturlage begrenzt. Im deutschsprachigen Raum gibt es lediglich Veröffentlichungen, die sich entweder im Kontext der verschiedenen Verhaltenssüchte oder der Sportpsychologie mit Sportsucht beschäftigen. Allerdings gibt es keine deutsche Publikation, außer einer Hausarbeit von Castillon (2007) mit dem Titel „Das Phänomen der Sportsucht", die sich einzig und allein mit der Sportsucht oder spezifischer mit der Ausdauersucht auseinandersetzt. So wird die Sport- bzw. Ausdauersucht auch in den für diese Arbeit wesentlichen Veröffentlichungen: „Lehrbuch Sportpsychologie" von Stoll, Pfeffer und Alfermann, „Nicht nur Drogen machen süchtig" von Poppelreuther und Gross und „Verhaltenssucht – Diagnostik, Therapie, Forschung" von Grüsser und Thalemann nur als Teilbereich behandelt. Ergänzt werden die Informationen zu dieser Arbeit durch internationale Literatur, zusätzliche Aufsätze und Internetquellen.

2 Verhaltenssucht

Bei der stoffungebundenen Verhaltenssucht werden im Gegensatz zu der stoff-gebundenen Sucht keine bewusstseinsverändernden Mittel konsumiert. Anstelle der Droge stehen hier exzessive, verstärkende Verhaltensweisen, die innere biochemische Prozesse auslösen und so auf die Psyche des Menschen wirken („psychotrop" genannt) (vgl. Grüsser & Thalemann, 2006, S. 19).

Allgemein kann nach Tretter und Müller (2001) jedes menschliche Verhalten zu einer Sucht führen, da jede Verhaltensweise einen Rauschzustand auslösen kann. So ist es also möglich, dass ein Verhalten einen Rausch bzw. ein extrem gutes Gefühl auslösen kann, was zum Anlass genommen wird, dieses Verhalten immer und immer wieder zu wiederholen. Dies führt meist zu einer Art Exzess, bei dem die Ausführung der Verhaltensweise über einen normalen Grad hinausgeht (ebd., S.19).

Zu Beginn einer Suchtentwicklung tritt das belohnende Verhalten oft noch in Form einer positiven Verstärkung auf. Damit ist gemeint, dass die Verhaltens-weise positive Gefühle hervorrufen soll. In einem späteren Stadium der Verhal-tenssucht sollen eher ungewollte Emotionen (wie zum Beispiel Stress) durch die Belohnung beseitigt werden (negative Verstärkung). Zudem werden aktive Auseinandersetzungen mit dem Problem und vor allen Dingen andere Beloh-nungssysteme vernachlässigt, da der absolute Fokus auf dem psychischen Effekt der Suchthandlung liegt. Dieser wird zweckentfremdet, um emotionale Missstände wie Depressionen oder Stress zu regulieren und ist hauptverant-wortlich für das Aufrechterhalten und sogar Steigern des Sucht-verlangens bis hin zur Selbstzerstörung im Endstadium (ebd., S.72-73).

Aber nicht jede exzessiv ausgeführte Verhaltensweise ist auch eine Verhaltens-sucht. Nach Grüsser und Thalemann (2006) ist erst eine Verhaltens-sucht gegeben, wenn ein Kontrollverlust über die Häufigkeit und die Dauer (mindes-tens ein Jahr) der Verhaltensausführung besteht und mit ständiger gedanklicher Präsenz die Durchführung der Verhaltensweise gesteigert wird, obwohl negati-ve Konsequenzen drohen.

Bekannte Verhaltenssüchte sind zum Beispiel die Arbeits-, Computer-, Glücks-spiel-, Kauf-, Sex- und Sportsucht. Ihre in den letzten fünfzehn bis zwanzig

Jahren gesteigerte Popularität führte jedoch nicht dazu, dass diese Verhaltenssüchte außer der Glücksspielsucht als eigenständige Störungsbilder in international anerkannte Klassifikationssysteme aufgenommen wurden. Lediglich „das
Pathologische (Glücks-)Spiel" ist bei den „Persönlichkeits- und Verhaltensstö-
rungen als abnorme Gewohnheit und Störung der Impuls-kontrolle" einbezogen
worden (vgl. Grüsser & Thalemann, 2006, S. 20).

In Bezug auf den Sport gibt es verschiedene Ausprägungen der Verhaltens-
sucht, da Sport unterschiedliche Auswirkungen auf den Körper haben kann
(zum Beispiel Muskelaufbau, Gewichtsreduktion, Adrenalinausstoß). Nach
heutigem Kenntnisstand ist Sportsucht beispielsweise in Verbindung mit Risikosportarten bekannt. Hier steht Sport als „Grenzsuche" und „Erlebnis-
suche" im Vordergrund. Darüber hinaus gibt es Sportsucht aufgrund von
Magersucht (Anorexia athletica), Muskelsucht (Bodybuilding) und Ausdauer-
bzw. Laufsucht (vgl. Castillon, 2007, S. 4). Somit fallen all diese Varianten unter
den Begriff „Sportsucht", zeigen jedoch unterschiedliche Motivlagen der Sucht-
erkrankten und verschiedene Auswirkungen auf deren Körper.

Allgemein wird Sportsucht heute folgendermaßen definiert:
„Das Streben nach Sport bekommt Suchtcharakter, übernimmt die Kontrolle der
eigenen Verhaltenssteuerung und wird dominant. Alle anderen Interessen
werden zur Seite geschoben" (Brandhoff, 2011, S. 1).

Interessant ist allerdings die Entwicklung der Definitionen von Sportsucht
bezüglich ihrer Ursachen, Entstehung und Abgrenzung zu anderen Störungs-
bildern.

1970 wurde von Baekelund erstmalig der Begriff der „Sportsucht" verwendet. Er
traf eher zufällig auf dieses Phänomen, da er eigentlich eine Studie zu den
Auswirkungen des Sports auf das Schlafverhalten geplant hatte. Allerdings
weigerten sich viele Sportler, diese Erhebung zu unterstützen, da sie trotz
Aufwandsentschädigung ihr eigenes Trainingsprogramm nicht vernachlässigen
wollten. Daraus leitete Baekelund eine Abhängigkeit ab (vgl. Grüsser & Thalemann, 2006, S.97).

Glasser (1976) formulierte sechs Jahre später die erste Definition, die sich
zunächst nur auf die Ausdauerbelastung bei Langstreckenläufen bezog. Sie

besagt, dass es positive und negative Süchte gibt. Exzessives Sporttreiben ist demnach eine positive Sucht, da positive Begleiterscheinungen, wie Stärkung der mentalen Beherrschung, durch den Sport ausgelöst werden. Eine negative Sucht ist hingegen eine, die dem Menschen Schaden zufügt (zum Beispiel Drogen). Darüber hinaus beherrscht hier im Unterschied zu der positiven Sucht das Verlangen nach „Mehr" das Leben des Betroffenen (ebd., S.97).

Morgan (1979) entgegnete Glassers Theorie kritisch, indem er aufführte, dass Sportsüchtige trotz negativer Konsequenzen in sozialen und gesundheitlichen Bereichen das Sporttreiben fortführen. So kann laut Morgan auch Sportsucht eine negative Sucht sein, wenn der Sport eine Voraussetzung darstellt, um mit den alltäglichen Problemen umgehen zu können und Entzugserscheinungen auftreten, wenn die sportliche Handlung ausgelassen wird (ebd., 97-98; Beckmann & Elbe, 2008, S. 115).

Diese Definitionen bezogen sich in diesem Zeitraum trotz des recht globalen Begriffes „Sportsucht" nur auf die Ausdauer- bzw. Laufsucht. Auch fortge-schrittenere Definitionen, welche die Häufigkeit und Dauer des Sporttreibens berücksichtigten, bezogen sich damals nur auf diesen einen Teilbereich der Sportsucht. So beschrieben Sachs und Pargman (1979) Sportsucht als eine psychische und physische Abhängigkeit vom Laufen, die, sofern ihr 24 bis 36 Stunden nicht nachgegangen wird, Entzugserscheinungen (beispielsweise Angstzustände oder Aggressivität) auslöst (ebd., S. 97-98; vgl. Knobloch, Allmer & Schack, 2000, S. 193-194).

Im letzten Stadium der Definitionsfindung wird, wie auch bei Veale (1995), die Sportsucht in eine primäre und sekundäre Suchterkrankung unterteilt. Hierbei wird allgemein der Fokus auf die psychischen Aspekte gelegt. Dauer- oder Häufigkeitsangaben sollen hier nicht berücksichtigt werden, da diese laut Veale kein absoluter Garant für die Diagnostik einer Sportsucht sind. Die primäre Sportsucht ist ein eigenständiges Störungsbild, welches vorliegt, wenn eine permanente, kognitive und routinierte Beschäftigung mit dem Sport stattfindet und bei Nichterfüllung des Trainingspensums Entzugserscheinungen auftreten. Folgen des exzessiven Sporttreibens sind medizinisch nachweisbare physische Erkrankungen und psychische Beeinträchtigungen im sozialen Bereich. Zudem ist die primäre Sportsucht nicht durch andere psychische Störungen zu erklären. Im Gegensatz dazu tritt die sekundäre Sportsucht in Verbindung mit einer Essstörung auf (Kap. 3). Die sekundäre Sportsucht ist gegeben, wenn der Sportler andere Aktivitäten vernachlässigt, um seinem Trainingsplan routiniert und stereotypisiert nachzugehen. Darüber hinaus werden trotz des Bewusstseins, dass ein extremer, eventuell auch krankhafter Drang zum Sporttreiben besteht, die sportlichen Handlungen ausgeführt, um etwaige Entzugserscheinungen zu vermeiden (ebd., 99-101).

„Sportsüchtige laufen nicht, weil sie Spaß daran haben, sondern einem inneren Zwang nachgeben. Auf Warnsignale des Körpers hören sie dabei nicht mehr [...] Wie ein Alkoholiker, der nicht aus Genuss trinkt, sondern aus einem inneren Zwang" (Frank, 2008, S.1).

3 Lauf- bzw. Ausdauersucht

Die Ausdauer wird als „psychisch-physische Widerstandsfähigkeit gegen Ermüdung, die sowohl für die mentale Leistungsfähigkeit des Sportlers als auch für die Belastbarkeit des Organismus eine Rolle spielt" (Beckmann, J. et al., 2007, S. 37), definiert. Durch das Training dieser Fähigkeit wird u.a. das Herz-Kreislaufsystem gestärkt, das Immunsystem unterstützt, die Versorgung mit Sauerstoff gefördert und die Regenerationsfähigkeit nach einer Belastung trainiert (ebd., S. 37). Um die Ausdauer zu schulen, müssen Sportlerinnen und Sportler in einem regelmäßigen Training in kleinen Schritten über sich hinaus-wachsen. Dabei müssen sie Ermüdungstoleranz aufweisen, um über ihre persönlichen Grenzen zu gehen. Jedoch sollte ein gesundes Maß eingehalten werden, indem die absoluten Grenzen der Leistungsfähigkeit akzeptiert werden.

Es sind allgemein vier Motive bekannt, weshalb Menschen Ausdauersportarten ausführen, obwohl sie viel mit Disziplin und Zeitaufwand zu tun haben. Dahin-gehend können psychologische Gründe (zum Beispiel Stressreduktion, Stär-kung des Selbstwertgefühls), gesundheitliche Aspekte (zum Beispiel ver-ordnet durch den Arzt, Steigerung der Fitness, Gewichtsabnahme), soziale Motive (Verbesserung der visuellen Attraktivität für Partner/in und/oder sonstiges Umfeld) und leistungsbezogene Gründe (Wettkampf) verantwortlich für das Ausführen einer Ausdauersportart sein (vgl. Egloff, 2000, S. 147).

Die krankhafte, süchtige Ausführung des Sports ist allerdings nicht durch ein leistungsbezogenes Motiv zu begründen. Das heißt, dass die Sportsucht „ein suchtartiges Verlangen nach sportlicher Betätigung ohne Wettkampfambitio-nen" (Autor unbekannt a, 2009, S. 1) darstellt.

Um der Ausdauersucht nachzukommen, bedienen sich die Betroffenen in der Regel der Sportarten, die eine monotone, gleichbleibende Bewegungsabfolge besitzen, welche über Stunden hinweg wiederholt werden kann. Dafür bieten sich das Laufen, Fahrradfahren, Schwimmen (Triathlon), Walken und Skaten an (ebd., 2009, S. 1).

Die Trainingseinheiten von Ausdauersüchtigen divergieren immens. Stern TV berichtete im November 2010 von der 20-jährigen Marie, die aufgrund ihrer Ausdauersucht die Schule abbrechen musste. Zu groß war aus ihrer subjektiven Sicht der Aufwand geworden, ihren sportlichen Aktivitäten gerecht zu werden. Die Konsequenz ist nachvollziehbar, wenn man ihr tägliches Sportprogramm betrachtet. Marie ist Mitglied in einem Schwimmverein, läuft Langstrecken, fährt Fahrrad und läuft Inline-Skates. Darüber hinaus macht sie zum Ausgleich Ballett. So kommt die 20-jährige tagtäglich auf ein mindestens vierstündiges Fitnessprogramm (vgl. Neuland, 2010, S.1).

Das Trainingspensum des jungen Mädchens kann jedoch nicht als repräsentatives Muster gelten, sondern nur als Fallbeispiel. Dies liegt daran, dass die Ursachen, Gründe und Krankheitsverläufe einer Ausdauersucht so vielschichtig sind, dass man eine Diagnose eines solchen Phänomens nicht an der Dauer bzw. Häufigkeit des Sportreibens allein festmachen kann (Kap. 2, s. Veale u. Kap. 3.2).

Allgemein lässt sich jedoch feststellen, dass bezüglich der Ausdauersucht geschlechterspezifische – und altersbezogene Unterschiede bestehen. Während Frauen in der Regel in ausdauersuchtähnliche Zustände abgleiten, um ihr Idealgewicht zu erreichen und einen dem Schönheitsideal unterworfenen „perfekten", jugendlichen Körper zu gewinnen, zielen Männer meist nicht auf einen schlankeren, sondern einen männlicheren Körper ab. Hier sind die Motive auch meist psychischer Natur (vgl. Autor unbekannt b, 2009, S. 1).

Frauen sind besonders im Alter von 15 bis 25 Jahren gefährdet. Mit dem Eintritt der Pubertät und der damit einhergehenden Identitätsfindung verändern sich auch die Körperproportionen. Der kindliche Körper wird zu einem fraulichen Körper. Diese Entwicklung wollen viele Frauen durch Sport verlangsamen und verlieren dabei teilweise die Kontrolle über diesen Prozess. Einige erkranken zusätzlich an Magersucht (vgl. Pollmer, Frank & Warmuth, 2003, S. 19). Yates, Leehey und Shisslak (1983) vermuten hierbei einen gemeinsamen Ursachenkomplex beider Krankheitsbilder. So meinen sie, ähnliche Symptome und Denkweisen bei Magersüchtigen und Laufsüchtigen entdeckt zu haben. Diese Ähnlichkeiten macht Yates (1991) in der gleichnamigen These („Yates-Hypothese") an der Missachtung körperlichen Schmerzes bei beiden Krankheiten fest. Zudem sei in beiden Fällen eine extreme Fixierung auf das Motiv Laufen oder Gewichtsreduktion zu erkennen. Diese Vermutung konnte in der

Vergangenheit allerdings nicht ausreichend empirisch belegt werden, sodass wohl doch eine wechselseitige Beeinflussung beider Krankheiten als wahrscheinlich gilt (vgl. Alfermann & Stoll, 2010, S. 344).

Slay, Hayaki, Napolitano und Brownell (1998) konnten jedoch auch eine Verbindung zwischen Laufsucht und Magersucht feststellen. Sie führten empirische Studien mit 240 Läufern und 84 Läuferinnen bezüglich der Laufsucht, Essstörung und Laufmotivation durch. Hierbei fanden sie heraus, dass zwanghafte Läuferinnen und Läufer zumeist negativ verstärkt werden (Kap. 2). Das heißt, das Motiv des Sporttreibens ist nicht auf einem Herbei-führen positiver Nebenerscheinungen begründet, sondern auf der Abwehr von negativen Gefühlen (Entzugserscheinungen). Darüber hinaus ist das Miss-achten körperlicher Signale (Krankheiten) spezifisch für beide Suchtverhalten. Interessanterweise konnte diese Arbeitsgruppe zudem eher eine Verbindung von Magersucht und Laufsucht bei Frauen feststellen. Daraus formulierten sie die Vermutung, dass bei laufsüchtigen Frauen ein erhöhtes Risiko der Magersucht besteht.

Auch Fox, Temple und Wigley (1990) forschten über diesen geschlechterspezifischen Unterschied und kommen zu dem Ergebnis, dass besonders Läuferinnen (Mittel- bis Langstrecke) im Alter von 15 bis 25 Jahren gefährdet sind, an einer Essstörung zu erkranken. Darüber hinaus unterscheiden sie die Läuferinnen hinsichtlich ihrer Motive. So gibt es danach die „Schönheitsläuferin", die läuft, um ihr Gewicht zu reduzieren und die „Konkurrenzläuferin", die den Vergleich zu Gegnern sucht und einfordert. Sie ist gefährdet, an einer Magersucht zu erkranken, da sie mit der perfekten Figur einer Ausnahmesportlerin auch die Leistungen einer solchen Sportlerin verbindet. Im Gegensatz dazu wird bei der „Schönheitsläuferin" vermutet, dass schon vor dem Ausbruch der Sportsucht bestimmte Neigungen zu einer Magersucht bestehen, diese aber durch den Sport nun anders begründet werden (vgl. Alfermann & Stoll, 2010, S. 344; Knobloch, Allmer & Schack, 2000, S. 197).

Auch wenn bis heute die genaue wechselseitige Beeinflussung von Laufsucht und Magersucht nicht erklärt werden kann, ist doch sicher, dass ein direkter Zusammenhang zwischen beiden Suchtverhalten besteht. Darum prägten Pugliese, Lifshitz, Grad, Fort und Marks-Katz (1983) den Begriff „Anorexia athletica", um das Stadium zu kennzeichnen, in dem beide Krankheitsbilder vorhanden sind.

Männer zeigen sich hingegen besonders anfällig für die Erkrankung der Ausdauersucht im Alter von 40 bis 50 Jahren. In dieser Phase des mittleren Lebensalters stehen die Männer meist vor der Herausforderung, nun alleinverantwortlich für eine Familie zu sein. Eventuelle Probleme im Beruf und die damit verbundene Gefährdung dieser verantwortungsvollen Aufgabe können zu Lebenskrisen führen (vgl. Knobloch, Allmer & Schack, 2000, S. 196).

Frauen wie Männer haben in den jeweiligen Lebensphasen zumeist ein geringes Selbstwertgefühl, was sie durch das exzessive Laufen, Schwimmen oder Fahren versuchen auszugleichen (ebd., S.196).

Mit der Laufsucht wird meist auch der Begriff „runner´s high" in Verbindung gebracht. Er bezeichnet einen rauschähnlichen Zustand, welcher beim Sportler während oder nach einer Ausdauerbelastung das Gefühl der Schwerelosigkeit und Selbstwirksamkeit hervorruft (ebd., S. 190). Das „runner´s high" ist aber keineswegs nur bei Sportsüchtigen vorzufinden, sondern auch bei Sportlern, die sich durch den Sport extremen Qualen aussetzen, jedoch keine Abhängigkeit danach verspüren. Somit kann man bei Gelegenheitsläufern nicht von dieser Euphorie des „runner´s high" sprechen. Hier trifft wohl eher das Gefühl der Entspannung zu (vgl. Pollmer, Warmuth & Frank, 2003, S. 337). Es ist in diesem Zusammenhang also von zwei unterschiedlichen Phänomenen zu sprechen. Pargman (1980) erklärte sich das Phänomen des „runner´s high" durch die körpereigene Endorphinausschüttung (Opiate) bei der Ausdauer-belastung, welche für das geringere Schmerz- und Belastungsempfinden verantwortlich sei und weiterhin einen rauschähnlichen Zustand auslösen könne. March (2004) und Knobloch, Allmer und Schack (2000) schreiben jedoch, dass eine Ausdauerbelastung keine Erhöhung des Endorphinspiegels zur Folge habe. Vielmehr sei zu beachten, dass das „runner´s high" öfter in Wettkämpfen als in Trainingssituationen und hier auch eher in Zielnähe sowie nach Wettkämpfen auftrete. Dies weise auf eine Verknüpfung des „runner´s high" mit motivationalen, kognitiven und emotionalen Prozessen hin (vgl. March, 2004, S. 254-255; Knobloch, Allmer & Schack, 2000, S. 190-191). Das Gefühl der Entspannung bei Gelegenheitsläufern erklären sich Pollmer, Warmuth und Frank (2003) durch die Tageslichtabsorbtion. Die stimmungsaufhellende Wirkung des Sonnenlichtes sei nicht nur anhand ausführlicher Studien zur Winterdepression nachgewiesen, sondern führe auch bei Sportlern zu einem entspannenden Gefühl. Demnach habe das Sporttreiben in Fitnessstudios nicht den selben Effekt. Es sei nämlich nicht nur die Helligkeit, die zu diesem Gefühl führe, sondern auch die Zusammensetzung der Spektralfarben, die eine stimmungsaufhellende Wirkung habe. Dies gelinge durch die Verknüpfung der Augen mit dem Hypothalamus, welcher für zahlreiche Prozesse und Regulierungen (zum Beispiel Schlaf-Wach-Rythmus, Herz-Kreislaufsystem etc.) verantwortlich sei. So leite dieser die ankommenden Lichtreize u.a. an die sogenannte Zirbeldrüse weiter und hemme auf diese Weise den Serotoninabbau, welcher maßgeblich Auslöser für Depressionen sei (vgl. Pollmer, Warmuth & Frank, 2003, S. 337-339).

3.1 Wann ist Sport eine Sucht?

De la Torre (1995) beschreibt eine sportliche Aktivität als gesund und sozial oder pathologisch bzw. abhängig. Diese Tätigkeitszustände sind aber nicht immer eindeutig zu bestimmen, da sie im Rahmen einer Suchtentwicklung zeitweise variieren können. De la Torre beschreibt für diese Zustände drei unterschiedliche Sportprofile. Es gibt den „gesunden Neurotiker", der aus seiner leistungsmotivierten Haltung heraus durch den Sport eine konstante Lebensverbesserung erreichen möchte. Dem „Zwanghaften" bietet Sport die Möglichkeit, präzise und routinierte Abläufe auszuüben, die Kontrolle vermitteln. Der „Süchtige" missbraucht Sport, um emotionale Disharmonien auszugleichen und ist gleichzeitig durch die Sucht fremdbestimmt und kontrolliert.

Im Folgenden soll mit den Begriffen „Ausdauerbindung" und „Ausdauersucht" der Unterschied zwischen einer gesunden, wenn auch extremen, ausdauer-bezogenen sportlichen Betätigung und einem pathologischen Suchtverhalten gekennzeichnet werden. Diese Trennung konte 1997 durch Szabo, Frenkl & Caputo empirisch belegt werden.

3.1.1 Ausdauersportbindung

Bei der Bindung an eine Ausdauersportart ist der Sportler intrinsisch motiviert, regelmäßig und über einen längeren Zeitraum den Sport zu betreiben. Dies stellt nicht nur die Voraussetzung für alle Ausdauersportarten dar, da diese ein regelmäßiges Trainingspensum fordern, um keinen Abfall dieser konditionellen Fähigkeit herbeizuführen, sondern auch für koordinationslastige Sportarten. Diese verlangen ebenfalls eine gewisse innewohnende Verpflichtung auf eine regelmäßige sportliche Tätigkeit, da andernfalls feinkoordinative Fähigkeiten abnehmen können. Durch die Bindung an Ausdauersportarten können zudem positive Gemütszustände (zum Beispiel Entspannung) entstehen und negative Emotionen (zum Beispiel Angst, Stress) dezimiert werden. Außerdem haben die „positiven Kontrollerfahrungen" (Schack, 2000, S. 130) bei regelmäßigem Ausdauertraining zur Folge, dass die mentale Stärke und Konzepte der Stress-bewältigung gestärkt und verbessert werden. Darüber hinaus kann die Fähigkeit der konsequenten Zielverfolgung und des förderlichen Umgangs mit Ablenkungsreizen entwickelt werden (vgl. Schack, 2000, S. 129-130).

Um die Ausdauersportbindung von der Ausdauersucht abzugrenzen, formuliert Schack (1999) vier Merkmale zur Identifikation einer Bindung an den Ausdauersport. Demnach sei ein Sportler mit dem Ausdauersport verbunden, wenn das Motiv des Sporttreibens zwar wichtig, aber nicht lebensbestimmend ist und keine Entzugserscheinungen bei Unterlassung der sportlichen Handlung aufgrund plausibler Gründe auftreten. Darüber hinaus fokussiert sich der Sportler auf die sportliche Betätigung und nicht auf ein etwaiges Rauscherleben. Es ist jedoch möglich, dass sich ein mit dem Ausdauersport verbundener Sportler selbst als ausdauersüchtig bezeichnet, obwohl keine Suchtkriterien vorliegen, da er das Verlangen nach regelmäßigem Sport mit einer Sucht verwechselt (vgl. Alfermann & Stoll, 2010, S. 348).

3.1.2 Ausdauersucht

Die Ausdauersucht lässt sich u.a. durch eine stetige Steigerung des Trainingspensums, soziale Isolation und Missachtung physischer Warnsignale bis hin zu irreversiblen körperlichen Schäden kennzeichnen (vgl. Alfermann & Stoll, 2010, S. 349).

Darüber hinaus leiden Ausdauersüchtige unter starken physischen und psychischen Entzugserscheinungen, wenn der Ausdauersucht gar nicht oder nicht im vollen Umfang (Intensität und Dauer) nachgekommen wird. Zahlreiche Studien belegen, dass psychische Dysbalancen wie Depression, Schuldgefühl, Frustration, Gereiztheit, innere Unruhe, schlechtes Selbstwertgefühl, Verwirrt-heit und Anspannung sowie aufgrund erhöhter Hautleitwerte auch ein Anstieg somatischer Ängstlichkeit hervorgerufen werden können. Physische Entzugssymptome können körperliche Erschöpfung und Schlafstörungen sein. So lässt sich festhalten, dass ein Trainingsaussetzen oder ein Verringern der Trainingsintensität bzw. -dauer bei Sportsüchtigen negative Auswirkungen auf das allgemeine Wohlbefinden haben. Die genauen Gründe dafür sind allerdings noch nicht bekannt, da die jeweiligen Entzugserscheinungen nicht zwangsläufig aufgrund des temporären Verlusts des Ausdauersports hervorgerufen worden sein müssen, sondern auch zum Beispiel der Verlust sozialer Kontakte eine Rolle spielen kann (vgl. Grüsser & Thalemannn, 2006, S. 104-105).

Bei Ausdauersüchtigen ist zudem im Gegensatz zu Ausdauerverbundenen das Motiv zum Einen lebensbestimmend und zum Anderen negativ verstärkt. Das heißt, dass nicht die Freude an der sportlichen Betätigung im Vordergrund steht, sondern das Vermeiden von Entzugssymptomen, Gewichtsreduktion, Stärkung der Identität oder des Selbstvertrauens (vgl. Alfermann & Stoll, 2010, S. 349).

3.2 Ausdauersucht fördernde Umstände

Der Mensch ist hoch komplex strukturiert, weshalb es auch ein Fehler wäre, die Umstände, die zu einer Ausdauersucht führen können, eindimensional und generalisierend zu betrachten.

Vielmehr muss der Mensch als „biopsychosoziales Subjekt" wahrgenommen werden. So lassen sich bei der Suche nach den suchtfördernden Faktoren eine Vielzahl von biologischen, psychologischen und sozialen Bedingungen erkennen. Schack (2000) unterteilt diese Voraussetzungen in drei Ebenen.

Unter die erste Ebene fallen „die psychophysiologischen Zustände, die direkt mit dem Laufen entstehen (körperliches Befinden, Veränderungen Herz-Kreislauf-System, hormonelle Veränderungen usw.)" (Schack, 2000, S. 136).

Zur zweiten Ebene gehören „die Selbstwahrnehmung und Selbstbewertung seiner Aktivität, aktuelle Genese des Selbst, [...] die Bewertung der eigenen Handlungskontrolle" (ebd., S. 136-137). Zu dieser als allgemein-psychisch anzusehenden Ebene werden in der Literatur darüber hinaus bestimmte Persönlichkeitsmerkmale als Risikofaktoren für eine sich entwickelnde Ausdauersucht diskutiert. So liegt es nahe, dass Sportler, die extrem perfektionistisch, sensibel und leistungsmotiviert sind oder den übermäßigen Wunsch nach Kontrolle verspüren, eher gefährdet sind, in eine Sportsucht abzugleiten. Diese Kausalität lässt sich jedoch schwerlich empirisch belegen, weshalb diese Persönlichkeitsmerkmale bislang nicht als eindeutig sucht-bedingende Voraussetzungen klassifiziert werden können (vgl. Knobloch, Allmer & Schack, 2000, S. 200). Erschwerend kommt hinzu, dass noch nicht einmal eine Einigkeit über eine Generalisierung der Persönlichkeit von Sportlern herrscht. Bislang liegen aufgrund theoriefreien Vorgehens inkonsistente Studien vor. Denn weder die Auswahl der Probanden noch die ausgewählten Methoden wurden einheitlich gewählt. So kam es durchaus in der Vergangenheit vor, dass Mannschafts- und Individualsportler/innen, Freizeit und Hochleistungs-sportler/innen und Männer und Frauen statistisch nicht unterschieden wurden. Folgendermaßen ergibt sich heute ein so inkonsistentes Bild über die Persönlichkeit eines Sportlers, welches von Übermensch bis „abnorme Persönlichkeit" reicht (vgl. Singer, 2004, S. 99-303).

Neumann (1957) zeichnete aufgrund seiner Studien (hauptsächlich Experteneinschätzung) an je 33 Studenten, die entweder keinen Sport trieben, Sport ohne Wettkampfcharakter bevorzugten oder Trainingssportler waren, ein äußerst positives Persönlichkeitsbild von Sportlern. Er beschreibt sie zum Beispiel als durchsetzungsstark, selbstdiszipliniert, angriffslustig, tolerant, ehrgeizig, anpassungsfähig, hilfsbereit und leistungsfreudig.

Vanek und Hosek (1977) gelangen da schon zu einem weitaus nüchterneren Ergebnis. Aufgrund der psychischen Testverfahren (zum Beispiel Raven-Test) an 824 Hochleistungssportlern aus 27 Sportarten konnten sie nur geringe Unterschiede zu Nicht-Sportlern ermitteln. Beim Raven-Test konnte zum Beispiel eine überdurchschnittliche Intelligenz mit einem IQ von 110 bei Spitzensportlern festgestellt werden. Diese Ergebnisse sind aber nach Vanek und Hosek keineswegs repräsentativ, da sie nur gering vom Durchschnitt abweichen und so keinen Interpretationsspielraum bieten.

Steinbach (1971) hingegen kam aufgrund seiner Erhebungen an 300 Hochleistungssportlern aus 10 Individualsportarten zu einem vernichtenden Urteil über Sportlerpersönlichkeiten. Sie seien introvertiert und neurotisch veranlagt. Dies zeige sich in einem komplexbeladenen Sexualverhalten und hypochondrischen Auffälligkeiten. 180 der 300 Probanden würde er demnach als „abnorme Persönlichkeiten" (Singer, 2004, S. 99-303) einstufen.

Trotz dieser zuweilen uneinheitlichen wissenschaftlichen Lage bezüglich einer Sportlerpersönlichkeit, konnte die Heather-Hausenblas-Arbeitsgruppe durch eine Befragungsstudie an 390 Studierenden belegen, dass bestimmte Symptome der Sportsucht vorhergesagt werden können. Dafür wurden aus den fünf Hauptdimensionen der Persönlichkeit besonders Extraversion und Neurotizismus beleuchtet. Extraversion stellt ein Charaktermerkmal dar, welches durch äußere Handlungen und Verhaltensweisen gekennzeichnet ist. Es ist also beobachtbar. Die Charaktermerkmale des Neurotizismus' sind hingegen durch Fragebögen festzustellen, da hier nach internalen Charaktereigenschaften gefragt wird (emotionale Stabilität, Nervosität, Empfindlichkeit, Empfindung von Ängsten oder Ärger, Stressempfinden, Unsicherheit, Traurigkeit) (vgl. Alfermann & Stoll, 2010, S. 343-344).

Die dritte Ebene umfasst „die Randbedingungen und Reaktionen des sozialen Umfeldes (Laufboom in der Gesellschaft, Freunde, Wettkampfgegner usw., aber auch Stressfaktoren [...])" (Schack, 2000, S. 137). Zudem ist zu dieser sozialen Komponente das Leistungsprinzip der modernen Gesellschaft zu zählen. Es umfasst „das Prinzip der Konkurrenz, das Prinzip der unabschließbaren Überbietung durch Leistung [und] das Prinzip der Optimierung des eigenen Körpers" (Alkemeyer, 2011, S. 3). Sport ist dabei der bestmögliche Weg, diesen Prinzipien Folge zu leisten. Darüber hinaus spielt das vorherrschende Schönheitsideal in der jeweiligen Kultur eine wichtige Rolle. In Europa und den Vereinigten Staaten von Amerika gilt allgemein das Ideal der natürlichen, sportlichen und vitalen Schönheit, was selbstverständlich in den verschiedenen sozialen Schichten divergieren kann. So herrscht unbewusst ein unglaublich extremer sozialer und medialer Druck auf den Menschen, diesem Körperbild zu entsprechen. Gemäß Beckmann & Elbe (2008) können außerdem im Zusammenhang des „biopsychosozialen Ursachengefüges" auch „genetische Faktoren" Ausdauersucht fördernde Umstände sein.

Diese drei genannten Bedingungsebenen für die Entstehung von Ausdauersucht stehen in einem wechselwirkenden Zusammenhang und können jeweils ausschlaggebend für einen Ausbruch einer ausdauerbezogenen Suchterkrankung "in einer suchtsensitiven Phase" sein. Die verbleibenden anderen zwei Voraussetzungsebenen müssen jedoch für die weitere Entwicklung der Ausdauersucht beständig sein (vgl. Schack, 2000, S, 137).

Die Voraussetzungen für eine Ausdauersucht sind jedoch eine vorherige Sportzuwendung und eine darauffolgende Sportbindung. Eine Zuwendung zum Sport geschieht in sehr frühen Lebensabschnitten unbewusst.

> „Kinder beobachten Erwachsene, Vorbilder; sie lernen durch eigenes Ausprobieren und Erproben, sie machen gute und schlechte Erfahrungen mit Erwachsenen und Gleichaltrigen. Die wichtigsten Sozialisationsfelder des Kindes sind Elternhaus, Kindergarten, Schule, Gleichaltrige, Freizeit, Gruppen und Vereine. Sie prägen die Persönlichkeitsentwicklung des Kindes und entwickeln eine breite Palette emotional-sozialer, intellektueller und motorischer Fähigkeiten. Auch der Sport stellt einen Bestandteil dieses Einflussfeldes dar" (Baumann, 2006, 23).

Dieser kommt hauptsächlich dem natürlichen Bewegungsdrang des Kindes nach. Schon im Kindesalter besteht der Drang danach, Erfahrungen mit Rauschzuständen zu machen. So spielen Kinder mit der gezielten Manipulation des Wahrnehmungsapparates, wenn sie sich zum Beispiel schnell und über einen längeren Zeitraum im Kreis drehen. Damit erzeugen sie bewusst ein Schwindelgefühl, in dessen Zustand sie keine absolute Kontrolle mehr über ihren Körper besitzen (vgl. Ganguin & Niekrenz, 2010, S. 12).

Mit dem Eintritt in die Pubertät ist die Kindheit abgeschlossen. Nun befinden sich die Jugendlichen also in einem Zustand, in dem sie dieser Welt nicht mehr angehören, sich der Erwachsenenwelt jedoch auch nicht zugehörig fühlen können, „da der Bereich der beruflichen Entfaltung noch aussteht" (Baumann, 2006, S. 25). So besteht besonders in dieser Lebensabschnittsphase die Gefahr, dies durch überhöhte sportliche Aktivitäten zu kompensieren und Sport als alleiniges Krisenbewältigungsmittel fehlzuinterpretieren (ebd., S. 25).

> Denn „Jugendliche besitzen als 'gesellschaftliche Neuankömmlinge' außer ihrem Körper wenig Kapital, das sie ins 'gesellschaftliche Spiel' einbringen können. Wenn sie aber den Körper sicher und verlässlich handhaben, können Ohnmachtsgefühle in die Machtgefühle der situativen Kontrolle verwandelt werden" (March, 2004, S. 252).

Zudem bietet der durch Sport ausgelöste Rausch Möglichkeiten zur Identitätsfindung. Denn dieser unterliegt keinen elterlichen Pflichten oder Regeln. Der Jugendliche kann auf diese Weise selber über sein Wohlbefinden bestimmen und seine Selbstständigkeit unter Beweis stellen. Diese Umstände erhöhen das Risiko, als Jugendlicher in zwanghafte sportliche Handlungen abzugleiten, da der Rauschmissbrauch als ein Übergangsmittel vom Dasein eines Jugendlichen hin zu einem Erwachsenen verstanden werden kann (vgl. Ganguin & Niekrenz, 2010, S. 12).

Falls allerdings keine nachhaltige Sportzuwendung in der Kindheit und Pubertät stattgefunden hat, holen dies auch Viele im fortgeschrittenen Alter nach. Dies ist dann aber zumeist nicht mehr dem kindlichen Bewegungsdrang zuzuschreiben, sondern besonderen Ereignissen in dem jeweiligen Lebensabschnitt. Nicht selten wird sogar Sport vom Arzt verschrieben und zwar nicht nur, weil er allgemein als gesund angesehen wird, sondern auch, weil mit Hilfe des Sports spezifische Krankheitsbilder therapiert werden können (zum Beispiel Adipositas, Rückenbeschwerden etc.) (vgl. Gogolok, 2010, S. 1-2). Aber nicht nur spezifische Anlässe müssen verantwortlich für die aufkommenden sportlichen Betätigungen im fortgeschrittenen Alter sein. Meist ist das Entdecken des Sports in diesem Alter ein Weg, sich „jugendlich" und „fit" zu halten. Denn das sind Attribute, die in der heutigen modernen Gesellschaft erstrebenswert sind.

„Wer sich [also] nicht mehr zu den Jugendlichen zählen kann, hat über den Sport zumindest die Chance einer Teilhabe am Zeichensystem 'Jugendlichkeit'" (March, 2004, S. 253). Dies sind nur einige wenige Gründe, weshalb sich Erwachsene im fortgeschrittenen Alter entscheiden, Sport zu treiben. Aber auch diese zunächst positiv klingenden Anlässe des Sporttreibens können über den Weg der Sportbindung zu einer Sportsucht bzw. Ausdauersucht führen. Natürlich können auch negative Anlässe zu einer erstmaligen Sportzuwendung führen. So stellt beispielsweise die Essstörung/Magersucht häufig einen Grund für die sportliche Betätigung dar. Durch den exzessiven Sport sollen die Ziele, die mit der Essstörung einhergehen, unterstützt werden (Anorexia athletica) (vgl. Gogolok, 2010, S. 1-2).

3.3 Ursachen

Es wurde nun in dieser Arbeit erläutert, was eine Ausdauersucht ist, was sie von einer Ausdauerbindung unterscheidet und welche Umstände einen Suchtverlauf fördern können. Doch warum Sportlerinnen und Sportler süchtig nach Ausdauer werden, wurde bisher noch nicht thematisiert.

Ausdauersport weist trotz der negativen Eigenschaften, wie einen hohen Zeitaufwand und viel Disziplin, einen immensen Belohnungscharakter auf. So kann sich eine Ausdauerleistung positiv auf die physische Gesundheit und psychische Stimmung auswirken. Zudem können im Sport Erfolgserlebnisse ausschlaggebend für eine Selbstvertrauens- und Motivationssteigerung sein. Diese positiven Begleiterscheinungen wirken gemäß der Operanten Konditionierung als positive Verstärker, einen Ausdauersport weiterhin zu betreiben und können auch verantwortlich für eine Suchtentwicklung sein. Trotzdem wird Sport allgemein in der Gesellschaft mit positiven Attributen, wie jung, fit und schön, verbunden, was einen erheblichen Unterschied zu anderen stoffgebundenen (zum Beispiel Alkoholsucht) und stoffungebundenen (zum Beispiel Glücksspielsucht) Süchten ausmacht, da hier der Suchtgegenstand schon von vornherein negativ besetzt ist. Ausdauersport hingegen könnte sogar vom Arzt gegen Fettleibigkeit oder Depressionen verordnet werden. Gerade aus diesem Grund ist es kompliziert herauszufinden, zu erklären und für sich selbst zu akzeptieren, dass diese kulturelle Lebensphilosophie „Sport" auch Schattenseiten hat. Im Folgenden werden physiologische und psycho-logische Erklärungsansätze dargestellt.

3.3.1 Physiologische Erklärungsansätze

Das Phänomen der Laufsucht wurde in der Vergangenheit versucht, durch physiologische Zusammenhänge zu erklären. Dabei geriet der Fokus dieser Diskussionen immer wieder auf das „runner´s high" (Kap. 3) als primärem Suchtgegenstand. Um diese These verifizieren oder widerlegen zu können, müssen dieses Phänomen und seine Ursachen näher beleuchtet werden. Denn nur so kann eine allgemeine Aussage darüber getroffen werden, inwieweit das „runner´s high" abhängig machen und so verantwortlich für das Erkranken an einer Laufsucht sein kann.

Unterkategorien des menschlichen Zentralnervensystems (ZNS) tauschen gegenseitig Signale und Informationen durch biochemische Botenstoffe aus. Diese chemischen Substanzen werden Neurotransmitter genannt. Opioide haben hierbei eine besondere Bedeutung, da diese heterogene Neurotrans-mittergruppe morphinartige Eigenschaften aufweist. Das Opioid, β-Endorphin soll bei einer Ausdauerbelastung vermehrt ausgeschüttet werden. Nicht nur aufgrund dieser Eigenschaft, sondern auch wegen der „stark schmerz-modulierenden und euphorisierenden Wirkung" gewinnt das β-Endorphin in diesem Zusammenhang an Bedeutung. So könnte ein herabgesetztes Schmerzempfinden auslösend für das „runner´s high" sein (vgl. Alfermann & Stoll, 2010, S. 343; Knobloch, Allmer & Schack, 2000, S. 190).

Diese Vorgänge scheinen auch durch evolutionäre Anpassung plausibel. So mussten die Vorfahren der Menschen, die Urmenschen, auf der Suche nach Beute tagelange Fußmärsche überstehen. Die mit der Endorphinausschüttung verbundenen Glücksgefühle können bei dieser körperlichen Ausdauerleistung ein Durchhalten bewirkt haben. Die gleichzeitig schmerzreduzierende Wirkung der Endorphine kann dabei und bei späteren Kämpfen mit sich wehrender Beute hilfreich gewesen sein (vgl. Steffny, 2008, S.1).

Dagegen spricht allerdings, dass für einen Anstieg des β-Endorphinspiegels eine außergewöhnlich hohe Ausdauerbelastung erforderlich ist, was nur extrem trainierte Ausnahmesportler leisten können. Im Umkehrschluss würde dies bedeuten, dass „normale" Marathonläufer keinen erhöhten Endorphinauschuss vorweisen könnten (vgl. Alfermann & Stoll, 2010, S. 343; Knobloch, Allmer & Schack, 2000, S. 190). Die These „Je mehr Ausdauerbelastung, desto mehr Endorphinausschüttung" scheint also nicht stimmig zu sein, auch weil andere Studien von Pestell, Hurley und Vandongen (1989) und Welsch (1993) belegen, dass sogar bei extremstem Ausdauersport - wie bei einem 1000 km Ultramarathon - kein erhöhter Endorphinspiegel zu erkennen ist und bei Triathlon-Wettkämpfen sogar eine Reduktion dessen zu verzeichnen war.

Ein Grund für diese Widersprüche kann die periphere Blutentnahme sein. Durch sie kann nämlich keine eindeutige Erklärung für die Vorgänge und die Wirkung des Endorphins im Gehirn geliefert werden. So bleibt ungeklärt, inwieweit das β-Endorphin auch bei einem erheblichen Anstieg überhaupt die Grenze zum Gehirn bei einer aeroben Ausdauerbelastung überwindet. Darüber hinaus darf man nicht den Fehler begehen und sich auf die Wirkung des β-Endorphins beschränken, da das menschliche zentrale Nervensystem über weitere Neurotransmitter verfügt, welche für Stimmungs- und Befindlichkeits-veränderungen verantwortlich sind. Hierbei sind vor allen Dingen Serotonin und Dopamin zu nennen. So zeigt sich schon allein durch die Beleuchtung physiologischer Aspekte, dass die Ursachen für eine Ausdauersucht komplexerer Natur sind (vgl. Alfermann & Stoll, 2010, S. 343; Knobloch, Allmer & Schack, 2000, S. 190-191).

3.3.2 Psychologische Erklärungsansätze

Aufgrund der mangelhaften Stimmigkeit physiologischer Argumenations-strukturen bezüglich der Ausdauersucht wurde schon verhältnismäßig früh für den sehr jungen Untersuchungsgegenstand nach psychologischen Erklärungs-ansätzen geforscht. Diese werden hauptsächlich durch das Konzept der Ausdauerbindung bestimmt. In Kapitel 3.1. wurde dieses schon umfassend dargestellt und der Ausdauersucht gegenübergestellt. Es beschreibt die Selbstverpflichtung eines jeden Sportlers zur regelmäßigen sportlichen Betätigung. Dies stellt Voraussetzung und zugleich oberste Bedingung für eine Bindung an einen Sport dar. Mögliche Folgen können ein verbesserter Umgang mit Stress, eine zielstrebigere Verfolgung der Absichten und eine stärkere Ausprägung der Willensstärke sein. Diese positiven Attribute des Sports, die kontinuierlichen- bzw. rhythmischen Belastungen einer Ausdauersportart und die Entspannung vor-, während- oder nach einer Ausdauerbelastung können zu einem high-ähnlichen Zustand führen (vgl. Knobloch, Allmer & Schack, 2000, S. 191-194).

Diesen Ausnahmezustand beschrieb bereits 1975 Mihaly Csikszentmihalyi als „Flow". „Mit Flow wird das lustbetonte Gefühl des völligen Aufgehens in einer Tätigkeit bezeichnet, Aufmerksamkeit, Motivation und die Umgebung treffen in einer Art produktiver Harmonie zusammen" (Castillon, 2007, S. 15). Der Aus-dauersportler verspürt also paradoxerweise während der Ausdauerbindung einerseits ein euphorisierendes Gefühl der Macht bzw. Kontrolle über den eigenen Körper durch die willentliche Überwindung extremer Belastungen und lässt sich andererseits durch die automatisierte Bewegung der Ausdauersport-art gehen, schaltet auf gewisse Weise ab und lässt den Körper einfach arbeiten, ohne ihn dabei zu kontrollieren. Handlungen müssen dabei nicht mehr reflektiert werden, sodass die selbstständige Funktionstüchtigkeit des eigenen Körpers bewiesen wird (ebd., S.15).

Dieser Flow-Zustand kann auf psychologischer Ebene das „runner's high" erklären (vgl. Knobloch, Allmer & Schack, 2000, S. 192).

Ein weiterer psychologischer Ansatz bezieht sich auf die Steigerung des Selbstbewusstseins durch sportliche Erfolge und Anerkennung in einer Ausdau-ersportart. Was sich zunächst positiv anhört, kann aber, wenn das Selbstwert-gefühl rein durch sportliche Leistungen definiert wird, krankhafte Züge anneh-men. Die Defizite im Selbstbewusstsein können dann nämlich nur noch durch Ausdauersport reguliert werden (vgl. Castillon, 2007, S. 15-16).

Allerdings lässt sich aufgrund der Komplexität der Ausdauersucht vermuten, dass auch eine rein psychologische Betrachtung dieses Phänomens nicht sinnvoll ist. Vielmehr sollten die psychologische und physiologische Ebene nicht getrennt, sondern als sich bedingende Faktoren betrachtet werden. Zudem sollten soziale Phänomene und auch spezifische Ursachen beachtet werden (vgl. Knobloch, Allmer & Schack, 2000, S. 194).

3.3.3 Prozessmodell der Entstehung von Lauf- und Ausdauersucht nach Schack

Aufgrund der Komplexität der Ausdauersucht erweist sich das Festhalten der Zusammenhänge in einem Modell als schwierig. So versuchten bereits 1984 Sachs und Pargman, die Laufsucht in einem „Zwei-Faktoren-Modell" fest-zuhalten.

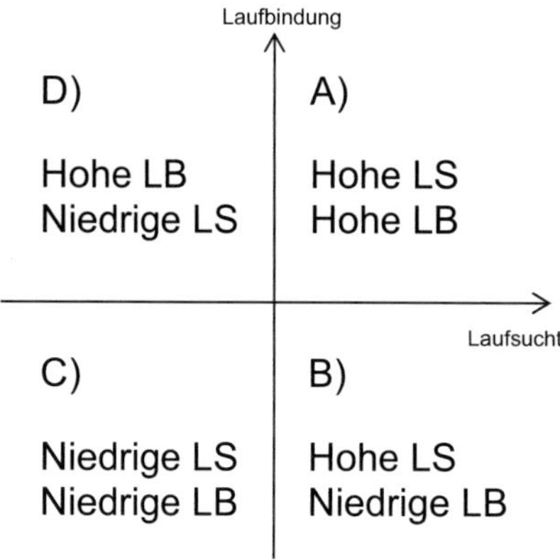

Abb. 1: Zwei-Faktoren-Modell (modifiziert nach Sachs & Pargman, 1984 in: Alfermann & Stoll, 2010, S. 349-350)

Hierbei stellten sie sich ein Koordinatenssystem vor, welches die Zu- und Abnahme von Laufsucht und Laufbindung darstellen sollte. Dabei wurde der X-Achse die Laufsucht zugeordnet und der Y-Achse die Laufbindung. In dieser Darstellung ergaben sich vier Quadranten, die unterschiedliche Ausprägungen der Laufsucht (LS) bzw. Laufbindung (LB) aufzeigen. Auf diese Weise sollten Schwankungen zwischen den Quadranten deutlich gemacht werden (vgl. Alfermann & Stoll, 2010, S. 349-350).

Gleichwohl stellt dieses Modell in erster Hinsicht lediglich einen bestimmten Zustand dar. Der prozesshafte Charakter einer Ausdauersuchtentstehung wird dabei vernachlässigt. Zudem werden keinerlei Informationen über auslösende Begleitfaktoren genannt (ebd., S, 350).

Diese Kritikpunkte versucht Schack mit Hilfe des Prozessmodells der Entstehung von Lauf- und Ausdauersucht zu beheben.

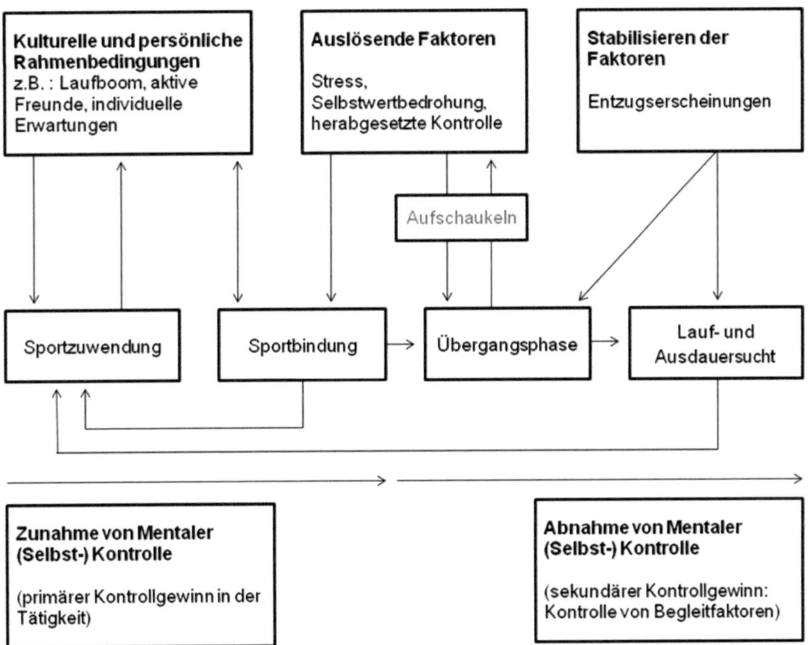

Abb. 2: Prozessmodell der Entstehung von Lauf- und Ausdauersucht (modifiziert nach Schack, 1999 in: Alfermann & Stoll, 2010, S. 353)

Der Prozess der Entstehung von Lauf- bzw. Ausdauersucht beginnt demnach mit einer Sportzuwendung. Diese erstmalige Entscheidung, Sport zu treiben wird durch „kulturelle und persönliche Rahmenbedingungen" ausgelöst. So kann eine gesellschaftliche Entwicklung, wie die Laufbewegung in den 70er Jahren ausschlaggebend sein, genauso wie ein dem Sport zugewandter Familien- und Bekanntenkreis. Durch die Sportzuwendung werden weitere Prozesse im kulturellen und persönlichen Bereich angetrieben. So können sich

Freundschaften mit Mannschaftsmitgliedern oder Sportpartnern bilden. Darüber hinaus kann durch Sport der eigene Ehrgeiz entfacht werden, sodass der individuelle Anspruch an die sportlichen Leistungen steigt.

Sofern eine nachhaltige Sportzuwendung durch diese mehrfache Wechselwirkung erzielt wurde, kann man von einer Sportbindung (Kap. 3.1.1) sprechen. Diese beinhaltet, dass sich der Sportler bzw. die Sportlerin freiwillig dazu verpflichtet, sich regelmäßig dem Sport zuzuwenden. Dies liegt bereits vor, wenn sich Menschen dazu entscheiden, in einem Sportverein als Mitglied einzutreten, Trainingsstunden absolvieren (ein bis mehrmals wöchentlich) und eventuell sogar an Punktspielen teilnehmen. Hier wird die Regelmäßigkeit besonders deutlich. Allerdings kann eine Sportbindung selbstverständlich auch ohne Vereinsmitgliedsschaft vorliegen.

Bis zu diesem Zeitpunkt ist eine Sportbindung gesund, auch die, die gekennzeichnet ist durch extremes Sportreiben. Erst, wenn in der Phase der Sportbindung die sogenannten „auslösenden Faktoren" Einfluss nehmen, besteht die Gefahr in krankhaft, suchtähnliche Zustände abzugleiten. „Stress, Selbstwertbedrohung" oder das Gefühl der „herabgesetzten Kontrolle" können in bestimmten Fällen ausschlaggebend für den Eintritt in die Übergangsphase sein. Diese ist dadurch gekennzeichnet, dass sich die suchtauslösenden Faktoren immer weiter „aufschaukeln", einen größeren Stellenwert im Leben erhalten und an Präsenz gewinnen. Falls diese negativen Emotionen nicht durch Sport reguliert werden, können schon in dieser Phase Entzugs-erscheinungen auftreten.

Wenn nun die Zweckentfremdung des Ausdauersports der einzige Weg ist, um die immer stärker empfundenen negativen Gefühle und Entzugserscheinungen zu regulieren, stabilisiert sich das suchtähnliche Verhalten zu einer ernstzunehmenden Ausdauersucht (Kap. 3.1.2). Diese impliziert wiederum eine extrem häufige Sportzuwendung.

Während in der Phase der Sportzuwendung bis zur Sportbindung die „Mentale Kontrolle" zunimmt, da der Sportler bzw. die Sportlerin Willenskraft zeigen muss, um gesetzte sportliche Ziele zu erreichen („primärer Kontrollgewinn in der eigenen Tätigkeit"), nimmt sie von der Übergangsphase bis hin zur Sportsucht ab. Von nun an bestimmt nämlich die Sucht die Handlung und nicht der eigene

Wille. Der Sportler bzw. die Sportlerin kann nur noch die begleitenden Faktoren regulieren („auslösende Faktoren, Entzugserscheinungen"), aber nicht mehr seinen/ihren Willen, Sport zu treiben oder nicht. Folglich nimmt in der Phase des Übergangs bis zur Sportsucht die „primäre Kontrolle" ab und die „sekundäre Kontrolle" zu.

Innerhalb dieses Modells gibt es darüber hinaus spezifische Suchtverläufe, die unterschiedliche Grundvoraussetzungen für den Übergang von einer Sportbindung zu einer Sportsucht kennzeichnen. So kann sich zum Beispiel die Bindung an den Ausdauersport bei gesunden und zwanghaften Sportlern bzw. Sportlerinnen ähneln. Es treten folglich in beiden Fällen keine Entzugserscheinungen bei Unterlassung des Trainings auf und auch die Trainingshäufigkeit bzw. - dauer befindet sich im konventionellen Bereich. Doch bereits in dieser eigentlich gesunden Phase können sich die Sportlerinnen und Sportler durch ihr Motiv funktional unterscheiden. Die Ausdauersucht-gefährdeten trainieren meist bereits schon in diesem frühen Stadium nicht aus Freude am Sport, sondern um ihr Selbstvertrauen zu stärken, ihre Befindlichkeit zu verbessern, ihr Gewicht zu reduzieren oder mit negativen Emotionen umzugehen. Diese dabei zu erkennende mentale Angreifbarkeit kann, wenn keine Verschiebung der Motive hin zu positiven Erscheinungen (zum Beispiel Entspannung) stattfindet, ein Modell für die Entstehung einer Ausdauersucht in einer „suchtsensitiven Bindungsphase" darstellen. Bei diesem Suchtverlauf beschreiben die Patienten in einer späteren Ausdauersuchtphase einen sogenannten „prerunning-state". Dieser Begriff bezeichnet das Gefühl eines Ausdauersüchtigen, der sich nach einer extremen Ausdauerbelastung psychisch so wie vor dem Training fühlt. Folglich führt in diesem Fall nicht nur das Auslassen einer Trainingseinheit zu Entzugserscheinungen, sondern auch der „prerunning-state" (ebd., S. 350-351).

Während in diesem Modell bereits die Bindungsphase auf suchtfördernden Motiven basiert, kann diese in einem weiteren Entstehungsmodell erfolgreich ablaufen und trotzdem zu einer Ausdauersucht führen. Hier können emotionsgeladene Lebenssituationen, die extremen Stress auslösen, eine Entwicklung von der Sportbindungsphase zu der Übergangsphase fördern. So wird vermutet, dass durch diese Ausnahmeemotionen unterschwellige Ich-Probleme (zum Beispiel in Bezug auf das Selbstvertrauen) aktualisiert werden, welche durch

Ausdauersport kompensiert werden, um einen für die Bindungsphase charakteristischen Gewinn an Kontrolle zu erfahren. Wenn nun der Ausdauersport alleine über einen längeren Zeitraum zur Stabilisierung der Psyche zweckentfremdet wird, besteht das Risiko, dass sich die Kompensation in eine Fixierung umwandelt. So treten wie bereits in anderen Modellen dargestellt bei Unterlassung des Ausdauersports Entzugserscheinungen auf, die zu einem Vermeidungsmotiv (negative Verstärkung) führen (ebd., S. 351).

3.4 Therapie von Sport- bzw. Ausdauersucht

Sport wird oft als therapeutische Maßnahme für diverse Störungsbilder verordnet. Bei der Therapie einer ausdauerbezogenen Sportsucht muss hingegen genau diese sportliche Tätigkeit reduziert werden. Dabei müssen medizinische Aspekte berücksichtigt werden, um den Patienten keiner Lebensgefahr auszusetzen. Denn nach einem längeren Zeitraum passt sich der Herzmuskel der sportlichen Tätigkeit an. Er vergrößert sich. Wenn nun das Ausdauersporttreiben abrupt eingestellt wird, kann es zu einer zu schnellen Verkleinerung des Herzmuskels kommen, was zu Herzrhythmusstörungen bis hin zum plötzlichen Herztod führen kann. Weiterhin kann eine extreme Gewichtszunahme die Folge sein. Daher sollte die Reduzierung des Sport-programms in kleinen Schritten erfolgen, um den Körper keiner zu großen Belastung auszusetzen. Zudem können während dieser schrittweisen Re-duzierung des Sportpensums alternative Bewältigungsstrategien entwickelt werden. Hauptsächlich ist hiermit die Bildung sozialer Kontakte gemeint, die durch angeleitete Gruppentrainings und den damit verbundenen Aufbau sozialer Kompetenzen unterstützt werden kann (vgl. Grüsser & Thalemann, 2006, S. 260-261).

Um nun spezifisch gegen die Sportsucht vorzugehen, schlägt Orford (1985) eine „Kosten-Nutzen-Analyse" vor, um die Unfunktionalität des Sporttreibens von zwanghaften Sportlern aufzuzeigen. Dabei böten sich tägliche Protokolle an, welche die sportlichen Leistungen dokumentieren, aber auch Gedanken und Emotionen des Sportlers aufweisen.

Adams, Miller und Kraus (2003) beziehen sich bezüglich der Therapie von Sportsucht auf die Instabilität des Selbstwertgefühls. Dieses muss durch selbstwertverstärkende therapeutische Maßnahmen an Stabilität gewinnen. Da aber der Sportsüchtige sein Selbstwertgefühl durch sportliche Leistungen definiert, fällt es ihm schwer, zufrieden mit sich und seiner Umwelt zu sein, wenn er keinen Sport treibt. Daher sind verordnete „Faulsein-Übungen" ein großer Bestandteil der Therapie. Der Sportsüchtige soll Freizeit nicht als Verschwendung wahrnehmen, sondern als Anerkennung des bereits Vollbrachten.

Da die Realierungshemmung bei Ausdauersüchtigen wenig ausgeprägt ist, muss darüber hinaus diese Fähigkeit und die der Mentalen Kontrolle aufgebaut werden. Dafür bieten sich im Einzelnen die psychotherapeutischen Interventionen des „Stressimpulstrainings" und „Selbstmanagement-Trainings" an (vgl. Alfermann & Stoll, 2010, S. 354).

Das Stressimpulstraining ist nach Meichenbaum (1991) eine therapeutische Methode, um die innere Dialogfähigkeit zu verbessern. Damit ist hauptsächlich das Umwandeln von negativen, nicht zielführenden Selbstgesprächen in positive „Bewältigungssätze" in außergewöhnlichen Stress- oder Angstsituationen gemeint. Dies soll präventiv helfen, Stresssituationen besser zu bewältigen. Wie Abb. 2 zeigt, ist Stress einer von vielen möglichen auslösenden Faktoren, weshalb Sportler von einer Sportbindung über eine Übergangssphase bis hin zu einer Ausdauersucht gelangen. Deswegen kann dieses Stressbewältigungsmodell auch für Ausdauersüchtige verwendet werden. Meichenbaum unterteilt diese Methode in drei Phasen. Die psychothera-peutische Intervention beginnt mit der „Informationsphase". Hierbei werden zunächst die spezifischen Probleme analysiert. Dafür wird sich in bereits bekannte stressauslösende Situationen eingefühlt, um das exakte Ausmaß deutlich werden zu lassen. Daraufhin wird mit dem Patienten gemeinsam ein Modell aufgestellt, welches den Prozess der Stressentstehung wiedergeben soll. Dabei geht es vor allen Dingen darum, dass ein Verständnis dafür entwickelt wird, dass nicht das Ereignis an sich Ursache für die extremen Reaktionen ist, sondern die Wahrnehmung dessen und der Umgang mit ihnen ausschlaggebend ist. Am Ende dieser Phase wird in Zusammenarbeit mit dem Patienten ein Ablaufplan des Therapieprozesses entwickelt, um genaue Fortschritte festhalten zu können. Im Anschluss beginnt die „Übungsphase". In dieser werden stressauslösende Situationen gesammelt und mit zielführenden Umgangsmöglichkeiten verbunden (zum Beispiel Entspannungstrainings). Auch andere therapeutische Interventionen wie Atemübungen oder Rollenspiele können hier angewandt werden. Meichenbaun unterteilt darüber hinaus diese zweite Phase in vier Abschnitte. Im ersten Schritt, der Vorbereitung auf eine Stresssituation, soll sich der Patient orientieren und mögliche Maßnahmen kognitiv vorwegnehmen. Im zweiten Schritt wird der Patient mit einer für ihn stressauslösenden Situation konfrontiert. Hierbei soll er sich an die Kognitionen im ersten Abschnitt erinnern. Der dritte Schritt dient dem Ausharren in einer problematischen Situation. Dabei soll festgestellt werden, dass auch das Eintreffen des persönlichen Ernstfalles zu ertragen ist. Im letzten vierten Schritt der Übungsphase soll durch Selbst- oder Fremdlob das gezeigte positive Verhalten verstärkt werden. In der letzten Phase des Stressimpulstrainings sollen die erlernten Fertigkeiten in realen stressauslösenden Situationen angewandt werden (Anwendungsphase). Diese Situationen werden für den Patienten nach dem Schwierigkeitsgrad steigend angeordnet, um keine Überforderung auszulösen. Mit bewusster, lauter und positiver Verbalisierung werden nun die kritischen Situationen bewältigt, um eine gewisse Flexibilität im Umgang mit Stresssituationen im Alltag zu erreichen. So erklärt sich auch der Name dieser Methode - „Stressimpulstraining"-, da davon ausgegangen wird, dass die erlernten Stressbewältigungsfertigkeiten in der Übungsphase wie ein Impuls auch in realen Problemsituationen helfen können.

Das „Selbstmanagement-Training" nach Kanfer ist eine Verhaltenstherapie, welches sich auf ein Problemfeld des Patienten bezieht (zum Beispiel Ausdauersucht). Das Ziel ist die Befähigung zu einer eigenständigen Problembewältigung und zu einer optimierten Selbststeuerung. Übergeordnete Ziele sind demnach Selbstregulation und Autonomie. Dies kann gemäß des Konzeptes nur durch eine aktive Rolle des Menschen geschehen. Die Selbstverantwortung soll zu Motivations- und Zielerklärungen führen, was nach dem Erkennen persönlicher Defizite die erste Voraussetzung zur Therapie darstellt (vgl. Stoll, 2010, S. 76-78).

Um „Selbstmanagment-Fertigkeiten" wie „Selbstbeobachtung, Selbstinstruktion, Zielklärung und -setzung, Selbstverstärkung, Selbstkontrolle" (ebd., S. 78) zu entwickeln, haben Kanfer und Schmelzer (2001) sieben Phasen des Selbstmangement-Trainings aufgestellt, um den Prozesscharakter dieser psychotherapeutischen Methode zu kennzeichnen. In der ersten Phase hat das Herbeiführen von zielführenden Ausgangsbedingungen Priorität. Darauf folgt eine Phase, in der ein Wandel in der Motivation erfolgen soll und Bereiche, die verändert werden sollen, gemeinsam mit dem Patienten ausgewählt werden. In der dritten Phase wird das gezeigte Verhalten analysiert. Hierbei beschreibt der Patient seine Probleme, die daraufhin mit dem Psychotherapeuten auf konstante Faktoren hin untersucht werden. Ebenfalls gemeinsam mit dem Patienten werden in der vierten Phase realistische therapeutische Ziele festgelegt. Daraufhin folgt die Planungs-, Auswahl- und Durchführungsphase speziell angepasster Methoden. Im sechsten Schritt werden die bereits sichtbaren Fortschritte bewertet und evaluiert. Daraus ergeben sich für die siebte und letzte Phase Optimierungsmöglichkeiten des Erfolges.

4 Fazit

Wir blicken heute auf eine ca. 40-jährige Vergangenheit des relativ jungen Untersuchungsgegenstandes Sportsucht bzw. Ausdauersucht zurück. Verständlicherweise lag der Fokus zunächst auf Diagnostikkriterien und Definiotionsversuchen, um ein einheitlich herrschendes Bild des neuen Phänomens zu erhalten. Der Ursachenkomplex blieb dabei unklar. Zwar wurden physiologische und psychologische Erklärungsansätze entwickelt, die sich aber aufgrund inkonsistenter Ergebnisse und einer zu einseitigen Sichtweise als unbefriedigend herausstellten. Daher wird die Sportsucht aktuell als ein biopsychosoziales Phänomen verstanden, was seine Wurzeln in physiologischen, psychologischen, sozialen und persönlichen Gründen verankert sieht und einen Prozesscharakter vorweist (Kap. 3.3.3 Prozessmodell der Entstehung von Lauf- und Ausdauersucht nach Schack).

Allerdings bleibt auch unter Berücksichtigung dieses Modells offen, warum manche Menschen unter denselben, vielleicht auch suchtsensitiven Bedingungen ausdauersportabhängig werden und andere wiederum nicht. Welche Mechanismen müssen greifen, damit bestimmte auslösende Faktoren letztendlich zu einer Sucht führen? Hierbei muss der Übergang von der Sportbindung in die Übergangsphase näher untersucht werden. So können bisher bezüglich der Ausgangsfrage nur mögliche Ursachen und fördernde Umstände benannt werden, die das Risiko einer Suchterkrankung erhöhen, jedoch keine konkreten Bedingungszusammenhänge. Folglich ist es zur Zeit nicht möglich, bestimmte Voraussetzungen zu benennen, aus denen sich sicher eine zwanghafte Bindung zum Ausdauersport entwickeln wird. Dies kann einerseits durch den jungen Forschungsgegenstand erklärt werden und andererseits durch den hochkomplizierten Ursachenkomplex, der auf verschiedensten Ebenen analysiert werden muss. Eine einseitige Betrachtung dieses Phänomens würde genauso unbefriedigende Ergebnisse liefern, wie die des rein physiologischen oder psychologischen Erklärungsansatzes. Daher scheint eine wissenschaftliche Verallgemeinerung der Ursachen für eine Ausdauersucht schwierig, wenn nicht sogar unmöglich.

Da Sport das Prinzip der Gleichheit, Konkurrenz und Leistung unserer modernen Gesellschaft widerspiegelt, wird meiner Meinung nach auch in Zukunft der Sport eine wichtige Rolle einnehmen, um Anerkennung, Selbstvertrauen und Selbstwirksamkeit zu erfahren. Durch die allgegenwärtige Präsenz des Sports im Alltag und den immer weiter zunehmenden Leistungsdruck im Berufs- und Privatleben, kann ich mir vorstellen, dass die Zahl von 800.000 Ausdauersüchtigen in Deutschland steigen wird, weil Sportsucht nicht als eigenständiges Störungsbild akzeptiert wird, Sport allgemein als gesund gilt und keine Zahlen darüber existieren, wieviele Sportsüchtige sich in Therapie begeben bzw. wie hoch die Heilungschancen sind (Statistik vgl. Großekathöfer, 2006, S. 1). Eine weltweite Statistik liegt ebenfalls nicht vor. Trotz einer Zunahme an medialer Präsenz der Sportsucht und der damit verbundenen Aufklärung wird die Entwicklung durch den gesellschaftlich akzeptierten Deckmantel des Schweigens weiter voran-getrieben. Aufgrund dieser Prognose lohnt es sich genauer zu erforschen, welche konkreten und spezifischen Ursachen für die Auslösung einer Sportsucht bzw. Ausdauersucht verantwortlich sind. Erst dann kann an der wichtigsten Phase der Suchtentwicklung, dem Übergang von Sportbindung in die Übergangsphase, gezielt angesetzt werden, um von vornherein eine Ausdauersucht zu verhindern.

Zudem wäre hilfreich, wenn die Sportsucht mit all ihren Facetten der Laufsucht, Risikosportsucht, Muskelsucht und in Verbindung mit Magersucht als pathologisches Störungsbild genauso wie die Glücksspielsucht anerkannt würde, damit die Betroffenen selber aufmerksamer und bewusster Sport treiben und das soziale Umfeld einen geschulteren Blick auf die sportlichen Aktivitäten ihrer Bekannten wirft. Auf diese Weise könnte schon präventiv gegen die Sportsucht vorgegangen werden. Daraus folgt, dass man das gesellschaftliche Bewusstsein für diese Sucht schärfen muss, um sie präventiv und kurativ besser bekämpfen zu können.

Auf gar keinen Fall sollte man dieses Krankheitsbild unterschätzen, da es nach den Erkenntnissen dieser Arbeit, wie bei jeder anderen stoffgebundenen und stoffungebundenen Sucht letztendlich einen selbstzerstörerischen Charakter aufweist.

Literaturverzeichnis

Adams, J., Miller, T. W. & Kraus, R. F. (2003). Exercise dependence: diagnostic and therapeutic issues for patients in psychotherapy. *Journal of Contemporary Psychotherapy, 33* (2), 93-107.

Alfermann, D & Stoll, O. (2010). Nebenwirkungen von Sport. In O. Stoll, I. Pfeffer & D. Alfermann (Hrsg.), *Lehrbuch Sportpsychologie* (S. 329-354). Bern: Verlag Hans Huber.

Autor unbekannt a (2009). *Sportsucht.* Zugriff am 18. Juli 2011 unter http://www.gesundheit.de/krankheiten/ psyche-und-sucht/suchterkrankungen/sportsucht

Autor unbekannt b (2009). *Sportsucht – Gestörtes Körperbild.* Zugriff am 18. Juli 2011 unter http://www.gesundheit.de/krankheiten/ psyche-und-sucht/suchterkrankungen/sportsucht-gestoertes-koerperbild

Autor unbekannt c (2011). *Wenn Bewegung süchtig macht.* Zugriff am 23. September 2011 unter http://www.sign-project.de/10_2489.php

Baumann, S. (1993). *Psychologie im Sport* (4. Auflage). Aachen: Meyer & Meyer Verlag.

Beckmann, J. & Elbe, A.-M. (2008). *Praxis der Sportpsychologie im Wettkampf- und Leistungssport.* Balingen: Spitta Verlag.

Beckmann, J., Beise, D., Berner, A., Ellwanger, S., Friebner, A., Hermanns, A., Hohmann, A., Höner, O., Dr. Krüger, T., Leske, R., Schmidt, A., Schmidt, K.-H., Schmidtke, D., Schorer, J., Stiehler, H.-J. (2007). *Der Brockhaus. Sport. Sportarten und Regeln, Wettkämpfe und Athleten, Training und Fitness* (6. Auflage). Mannheim: F. A. Brockhaus.

Brandhoff, E. (2011). *Thema: Sport und Fitness. Sportsucht – Zuviel des Gesunden.* Zugriff am 18. Juli 2011 unter http://www.netdoktor.de/Gesund-Leben/Sport+Fitness/Training/ Sportsucht-Zuviel-des-Gesunden-9735.html

Castillon, M. (2007). *Das Phänomen der Sportsucht.* Berlin: Freie Universität Berlin, Institut für Spziologie.

Csikszentmihalyi, M. (1975). *Beyond Boredom and Anxiety.* San Francisco: Jossey-Bass.

De la Torre, J. (1995). Mens sana in corpore sano, or exercise abuse? Clinical considerations. *Bulletin of the Menninger Clinic, 59,* 15-31.

Egloff, B. (2000). Wer läuft aus welchen Gründen? Zum Zusammenhang von Persönlichkeit und Motivation im Ausdauersport. In H. Ziemainz, U. Schmidt & O. Stoll. (Hrsg.), *Psychologie in Ausdauersportarten* (S. 147). Butzbach-Griedel: Afra-Verlag.

Fox, J., Temple, C. & Wigley, J. (1990). *Too thin to win.* Monaco: International Athletic Foundation.

Frank, C. (2008). *Der lange Lauf in die Abhängigkeit.* Zugriff am 18. Juli 2011 unter http://www.sueddeutsche.de/leben/ sport-sucht-der-lange-lauf-in-die-abhaengigkeit-1.291036

Ganguin, S. & Niekrenz, Y. (2010). Jugend und Rausch. Rauschhaftes Erleben in jugendlichen Erfahrungswelten. In Y. Niekrenz & S. Ganguin (Hrsg.), *Jugend und Rausch. Interdisziplinäre Zugänge zu jugendlichen Erfahrungswelten* (S. 7-17). München: Juventa Verlag.

Glasser, W. (1976). *Positive addiction.* New York: Harper &Row.

Gogolok, S. (2010). *„Du bist, was du kannst" - Von der Lust sich selbst zu quälen.* Zugriff am 25. September 2011 unter http://www.goethe.de/ins/eg/prj/jgd/leb/men/de5530770.htm

Großekathöfer, M. (2006). *Bauch, Beine, Tod.* Zugriff am 16. Oktober 2011 unter http://www.spiegel.de/spiegel/print/d-48753361.html

Grüsser, S. M. & Thalemann, C. N. (2006). *Verhaltenssucht. Diagnostik, Therapie, Forschung.* Bern: Verlag Hans Huber.

Hungermann, J. (2010). *Warum Laufen auch zur Sucht werden kann.* Zugriff am 17. Oktober 2011 unter http://www.welt.de/sport/ article7316138/Warum-Laufen-auch-zur-Sucht-werden-kann.html

Kanfer, F. H. & Schmelzer, D. (2001). *Wegweiser Verhaltenstherapie.* Berlin: Springer.

Knobloch, J., Allmer, H. & Schack, T. (2000). Sport und Sucht – Ausdauer- und Risikosportarten. In S. Poppelreuter & W. Gross (Hrsg.), *Nicht nur Drogen machen süchtig. Entstehung und Behandlung von stoffungebundenen Süchten* (S. 181-204). Weinheim: Psychologie Verlags Union.

March, A. (2004). *Sport in der Suchtgesellschaft – Suchttendenzen im Sport. Prävention und Identität im Fluchtpunkt zweier Moderne-Konzeptionen.* Göttingen: Universität Hannover, Institut der Philosophie.

Meichenbaum, D. (1991). *Intervention bei Streß.* Bern: Huber.

Morgan, W. P. (1979). *Negative addiction in runners. Physician and Sportsmedicine, 7,* 57-70.

Neuland, I. (2010). *Sportsüchtig: Fix und fertig statt fit.* Zugriff am 18. Juli 2011 unter http://www.stern.de/tv/reportage/ sportsuechtig-fix-und-fertig-statt-fit-1624100.html

Neumann, O. (1957). *Sport und Persönlichkeit. Versuch einer psychologischen Diagnostik und Deutung der Persönlichkeit des Sportlers.* München: Barth.

Orford, J. (1985). *Exessive appetites: a psychological view of addictions.* Chichester: Wiley.

Pargman, D. (1980). The way of the runner: An examination of motives for running. In R. Suinn (Hrsg.), *Psychology in Sports: Methods and Applications* (S. 182-243). Minneapolis: Burgess Publishing Co.

Pestell, R. G., Hurley, D. M. & Vandongen, R. (1989). Biochemical and hormonal changes during a 1000 km ultramarathon. *Clinical and Experimental Pharmacology and Physiology, 16,* 353-361.

Pollmer, U., Frank, G. & Warmuth, S. (2003). *Lexikon der Fittness-Irrtümer. Missverständnisse, Fehlinterpretationen und Halbwahrheiten von Aerobic bis Zerrung.* Frankfurt am Main: Eichborn Verlag.

Pugliese, M. T., Lifshitz, F., Grad, G., Fort, P. & Marks-Katz, M. (1983). Fear obesity: a cause of short stature and delayed puberty. *New England Journal of Medicine, 309,* 513-518.

Sachs, M. L. & Pargman, D. (1979). Running addiction: A depth interview examination. *Journal of Sport Behaviour, 2,* 143-155.

Sckack, T. (1999, September). *Der Flash ohne Heroin? Wenn Laufen zur Sucht wird.* Vortrag gehalten auf dem 14. Sportwissenschaftlichen Hochschultag in Heidelberg.

Schack, T. (2000). Laufsucht und Aspekte von Ausdauersport aus einer gesundheitspsychologischen Perspektive. In H. Ziemainz, U. Schmidt & O. Stoll. (Hrsg.), *Psychologie in Ausdauersportarten* (S.123-145). Butzbach-Griedel: Afra-Verlag.

Singer, R. (2004). Sport und Persönlichkeit. In H. Gabler, J. R. Nitsch & R. Singer (Hrsg.), *Einführung in die Sportpsychologie. Teil 1: Grundthemen* (S. 99-303). Schorndorf: Verlag Karl Hofmann.

Slay, H., Hayaki, J., Napolitano, M. & Brown, K. (1998). Motivations for running and eating. Attitudes of obligatory versus nonobligatory runners. *International Journal of Eating Disorders, 17,* 267-275.

Steffny, H. (2008). *Runner´s high – Laufsucht, Laufrausch. Wissenschaftliche Neuigkeiten zu altbekannten Glücksgefühlen.* Zugriff am 16. Oktober 2011 unter http://www.herbertsteffny.de/artikel/runnershigh.htm

Steinbach, M. (1971). *Medizinisch-psychologische Probleme der Wettkampf-vorvereitung.* Berlin: Bartels & Wernitz.

Stoll, O. (2010). Trainingsverfahren zur Leistungsoptimierung auf der Basis von Emotion und Motivation. In O. Stoll, I. Pfeffer & D. Alfermann (Hrsg.), *Lehrbuch Sportpsychologie* (S. 76-78). Bern: Verlag Hans Huber.

Szabo, A., Frenkl, R. & Caputo, A. (1997). Relationship between addiction to running, commitment to running, and deprivation from running: A study on the internet. *European Yearbook of Sport Psychology, 1,* 130-147.

Tretter, F., Müller, A., (2001). Grundaspekte der Sucht. In F. Tretter & A. Müller (Hrsg.), *Psychologische Therapie der Sucht* (S. 22). Göttingen: Hogrefe.

Vanek, M. & Hosek, V. (1977). *Zur Persönlichkeit des Sportlers.* Schorndorf: Hofmann.
Veale, D. M. W. (1995). Does primary exercise dependence really exist? In J. Annett, B. Cripps & H. Steinberg (Hrsg.), *Exercise addiction: motivation for participation in sport and exercise* (S. 1-5). Leicester: The British Psychological Society.

Vetten, D. (2011). Grenzenlos berauscht. *Faktor Sport – Das Magazin des Deutschen Olympischen Sportbundes, 2*, 58-61.

Welsch, P. (1993). *Bewältigung eines Ultratriathlons – Physiologische und psychologische Aspekte extremer Ausdauerbelastung.* Unveröffentlichte Dissertation. Aachen: Westfälische Technische Hochschule, Institut für Biologie.

Yates, A. (1991). *Compulsive exercise and the eating disorders. Toward an integrated theory of activity.* New York: Brunner/Mazel.

Yates, A., Leehey, K. & Shisslak, C. (1983). Running – An analogue of anorexia? *The New England Journal of Medicine, 308*, 251-255.